Bolle.

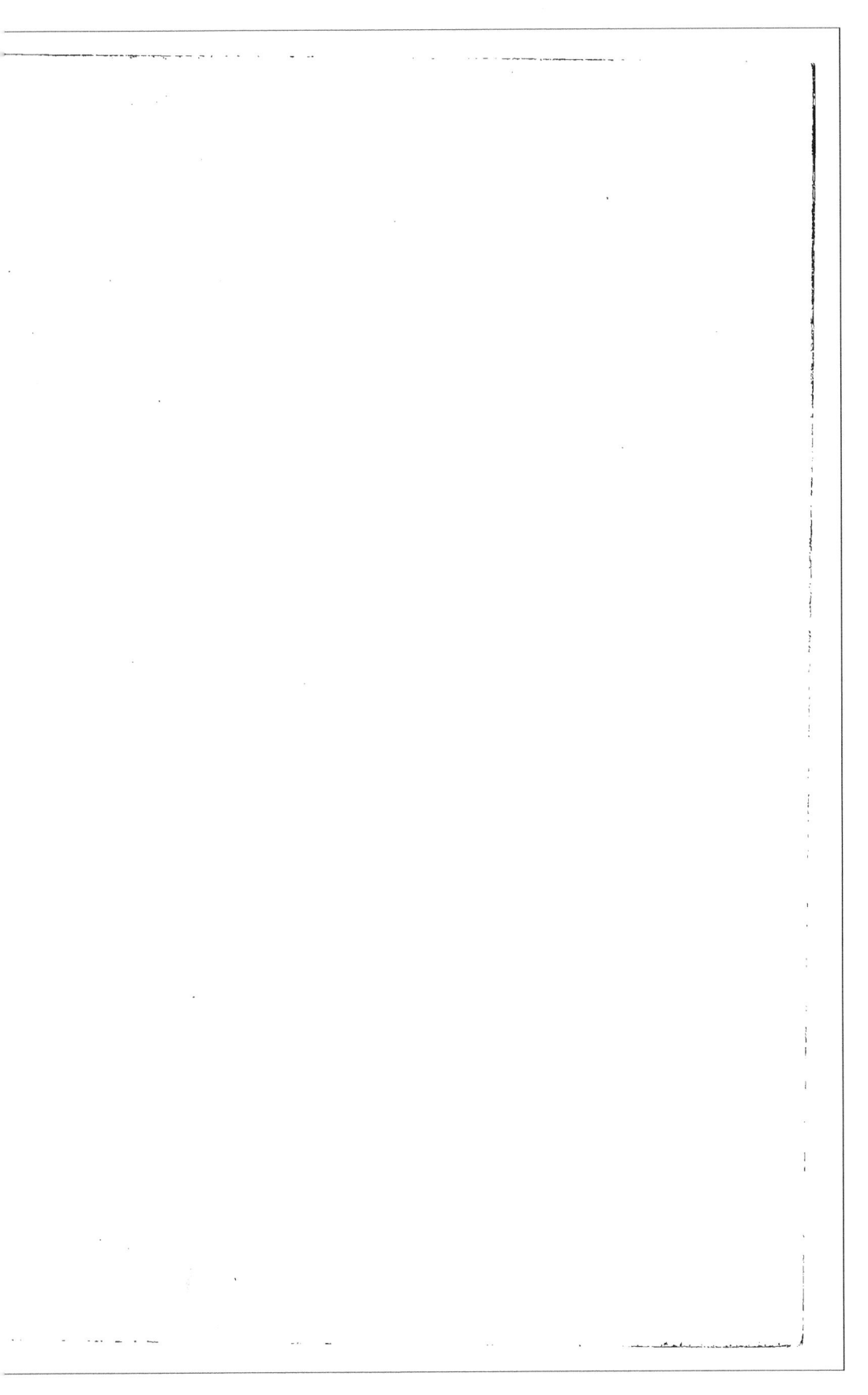

$$T_c \frac{31}{59} \atop A$$

MANIÈRE

DE CONDUIRE LES ENFANS

Depuis leur naissance jusqu'à l'âge de sept ans ;

D'ÉVITER LES CONVULSIONS,

LE CROUP ET LA COQUELUCHE.

MANIÈRE

DE CONDUIRE LES ENFANS

Depuis leur naissance jusqu'à l'âge de sept ans;

D'ÉVITER LES CONVULSIONS,

LE CROUP ET LA COQUELUCHE,

Par M. G. BOLLET, MÉDECIN-ACCOUCHEUR,

Rue Neuve St.-Gilles, N°. 12, au Marais.

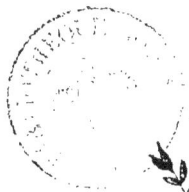

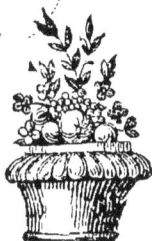

PARIS,

IMPRIMERIE DE DONDEY-DUPRÉ,

Rue St.-Louis, N°. 46, au Marais, et rue Neuve St.-Marc, N°. 10.

1819.

MANIÈRE

De conduire les Enfans depuis leur naissance jusqu'à l'âge de sept ans ; d'éviter les Convulsions, le Croup et la Coqueluche.

AVIS

AUX MÈRES DE FAMILLE ET AUX NOURRICES.

ARTICLE PREMIER.

LORSQUE, le premier jour de leur naissance, les enfans ne rendront pas le méconium, il faudra aider la nature, en leur donnant une cuillerée à café de sirop de chicorée, mêlé avec autant d'huile d'amandes douces ; on en pourra donner deux ou trois jours de suite.

ARTICLE 2.

A trois semaines ou un mois, on mettra aux enfans les MANCHES préparées, afin de faciliter la pousse des dents : j'en recommande l'usage de bonne heure, parce qu'on ne saurait trop se mettre en garde contre les souffrances et les accidens qu'occasionne très-souvent la dentition.

ARTICLE 3.

A six semaines ou deux mois, on fera vacciner les enfans, et on les purgera dans la quinzaine avec le sirop de chicorée, à la dose d'une demi-once, en y ajoutant deux grains de rhubarbe mêlée avec un peu d'eau, et on donnera de l'eau miélée pour boisson.

ARTICLE 4.

De deux à trois mois, les enfans prennent des forces, alors le lait des nourrices ne suffit pas toujours : il faut, dans ce cas, avoir recours aux bouillies ou aux panades ; on peut varier ces ali-mens à volonté ; on se sert quelquefois de bis-cotte, mais je préfère la mie de pain un peu sèche et écrasée bien fine, les bonnes farines, les semoulles, et en général les alimens bien cuits et peu épais.

ARTICLE 5.

A trois mois, les indispositions commencent à survenir aux enfans : les glaires viennent gêner leur respiration, l'estomac en est quelquefois plein (il n'est pas cependant sans exemple que ces indispositions arrivent plus tôt) ; dans ce cas, il convient de leur donner les vomitifs, qu'on proportionnera de la manière suivante :

1°. Pour les enfans de trois semaines environ

une cuillerée à café de sirop d'ipécacuanha ; et, suivant leurs forces, augmenter la dose jusqu'à une demi-once ;

2°. Pour les enfans de six semaines à trois mois, il convient mieux de donner l'ipécacuanha en poudre, il agit plus directement; alors la dose sera d'un grain délayé dans une petite cuillerée d'eau sucrée ;

3°. Pour les enfans de trois à six mois, la dose de l'ipécacuanha sera de deux grains, pris de la même manière : généralement la dose sera la même jusqu'à deux ans, en observant seulement, soit une légère augmentation, soit une diminution proportionnée à la force du sujet;

4°. Pour les enfans de trois ans, on poussera la dose jusqu'à trois grains ; et, passé cet âge, on augmentera, chaque année, d'un grain, en observant de les délayer dans une quantité d'eau suffisante, pour en faire deux doses, qui seront données à un quart d'heure de distance; on leur fera boire de l'eau tiède légèrement sucrée pendant l'effet.

Pour règle générale, on devra réitérer ces diverses doses deux ou trois jours de suite, s'il est nécessaire ; le but étant d'exciter de légers vomissemens pour débarrasser l'estomac.

On devra employer le même moyen, toutes les fois que les enfans auront de la peine à respirer.

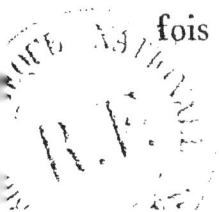

Article 6.

On doit brosser tous les jours la tête des enfans, avec une brosse de chiendent; c'est le moyen
d'y établir une éruption salutaire (qu'on nomme
gourme), et qu'il est essentiel d'entretenir le plus
possible, en y appliquant des feuilles de poirée
ou de choux rouges enduites de beurre frais;
cela est bien préférable au linge de lessive.

Si la tête séchait, on ne balancerait point à
couper les cheveux et à continuer le brossage,
dans l'intention de rappeler l'éruption; mais si
rien ne la faisait revenir, et que l'enfant fût
souffrant, alors on ne différerait point l'appli-
cation d'un vésicatoire aux oreilles, au bras, ou à
la nuque; je donne la préférence à cette dernière
place, comme étant plus locale et devant faciliter
un dégorgement plus prompt; il sera nécessaire
d'entretenir la suppuration un peu de tems.

Article 7.

Les convulsions sont des maladies trop cruelles
et trop communes chez les enfans, pour qu'on
ne se mette point en garde contre elles; pour les
prévenir, ils ne devront point quitter les Manches
préparées, ils coucheront même avec; lorsqu'on
s'apercevra qu'il y aura beaucoup de chaleur,
que le sang les gênera, ce qui se manifeste ordi-

nairement par une grande agitation, on évitera
surtout la constipation, soit en donnant de petits
lavemens, soit en introduisant dans le fondement
des suppositoires de beurre de cacao, et en leur
faisant boire de l'eau miélée : si ces moyens ne
les calmaient pas suffisamment, on appliquerait
une sangsue au bas de chaque oreille, et on les
laisserait saigner jusqu'à ce que l'enfant fût sou-
lagé : on les préservera, par ces précautions, de
tous les dangers auxquels les expose cette maladie,
et surtout de l'épilepsie, des écrouelles, du car-
reau, de la fièvre lente et des taies sur les yeux.

ARTICLE 8.

Si les enfans ont des vers, on leur fera prendre
les poudres vermifuges; elles se trouvent chez
tous les apothicaires; ils détermineront les doses
en proportion de l'âge des enfans. Je donne cependant la préférence aux tablettes de chocolat
vermifuge qui se trouvent chez M^r. Liébert,
Pharmacien, *rue St.-Louis*, n°. 21, *au Marais*.

ARTICLE 9.

Les nourrices éviteront tout ce qui pourrait les
échauffer et donner des coliques aux enfans;
ainsi, les salades, les fruits trop acides et âcres,
et en général les alimens crus et d'une digestion
difficile, devront être bannis pendant le tems

de leur nourriture ; et dans le cas où , malgré ces précautions , elles seraient trop échauffées , elles ne négligeraient pas l'usage des bouillons de veau , pendant quelques jours , ainsi que des lavemens émolliens : lorsque , par suite de l'échauffement des nourrices , les enfans éprouveront de l'altération , il conviendra de leur donner de l'eau miélée pour boisson ordinaire ; on la leur donnera simple dans les deux ou trois premiers mois de leur naissance , et ensuite on y pourra ajouter , par chopine , un demi-gros de rhubarbe concassée , qu'on laissera infuser quelques minutes seulement.

Je conseille surtout l'usage du sirop antiscorbutique ; on ne saurait trop rendre grâce aux heureux effets de ce remède (1). Depuis un an jusqu'à quatre , la dose sera d'une cuillerée à café : elle sera d'une cuillerée à bouche au-dessus de cet âge. Il sera convenable de continuer pendant une quinzaine de jours , de mettre ensuite une interruption de quelques jours , et de le reprendre encore pendant le même tems ; on fera la même chose au printems et à l'automne. Si ,

_____

(1) J'emploie ordinairement celui que prépare Mr. LIÉBERT, Pharmacien, *rue St.-Louis*, n°. 21, *au Marais*. Je l'ai reconnu meilleur et plus facile à prendre que les autres. (*Le prix est de* 3 *fr. la bouteille*).

par l'usage de ce sirop, ils étaient un peu échauffés, on pourrait le couper avec de l'eau de rhubarbe ; par ces moyens, on fortifiera les enfans, et on leur purifiera la masse du sang ; on aura aussi recours quelquefois aux petits bains dans la belle saison.

RÉFLEXION.

« De toutes les maladies auxquelles la nature » humaine est sujette, dit HOFFMANN (*Syst. méd.,* » *tom. 3, pag. 24, cap. de motib. convuls.* *), il n'y » en a point de plus terrible, ni qui soit com- » pliquée de symptômes plus funestes que les » convulsions ; ce sont des contractions violentes » et contre nature des parties nerveuses, mem- » braneuses et musculeuses, surtout de celles du » tronc et des membres : elles proviennent d'une » contraction spasmodique des membranes qui » environnent la moëlle spinale et les nerfs qui » en partent, et d'un influx impétueux du fluide » nerveux dans les organes du mouvement ».

ÉVÉNEMENS FACHEUX.

. Si un enfant se trouve subitement atteint de convulsions violentes, et qu'éloigné de tout se- cours, on ne puisse pas avoir un médecin sur-le-

---

* Ouvrage déjà cité.

champ; que déjà on ne se soit point précautionné des Manches préparées, il conviendra, en attendant la visite du médecin, de mettre le malade sur un matelas par terre, les yeux tournés vis-à-vis le jour, et la tête un peu élevée; de lui faire à chaque mollet une ligature un peu forte, avec un cordon, et de la maintenir pendant une demi-heure, s'il est nécessaire; d'appliquer deux sangsues à chaque jambe, et d'envelopper les pieds d'un cataplasme bien chaud, fait avec la farine de moutarde et le vinaigre, de le laisser pendant trois ou quatre heures.

Si, au lieu de se dissiper, les crises se prolongeaient encore plus, ce qui arrive quelquefois, on appliquerait deux vésicatoires aux mollets, et on les entretiendrait s'il était nécessaire.

Lorsque, après avoir employé tout ou partie de ces moyens, on s'apercevra que l'enfant commence à revenir, on lui donnera une cuillerée à bouche, toutes les demi-heures, de la potion suivante :

Prenez Eaux distillées de laitue.......	
de tilleul........	de chaque
de cerises noires.	1 once et demie.
Sirop de fleurs d'orange......	1 once.
Poudres de guttette	de chaque
de valériane...........	12 grains.

On fera une boisson théiforme de serpolet,

véronique mâle, et fleurs de tilleul, dans laquelle on mettra, par tasse, une petite cuillerée à café de miel, et autant d'eau de fleurs d'orange. De petits lavemens, ou, à leur défaut, des suppositoires de beurre de cacao.

On pourra aussi leur faire prendre des bains ; je les ai employés souvent avec beaucoup de succès.

Lorsque l'enfant ira mieux, on lui fera une petite panade, dans laquelle on ajoutera deux grains de poudre d'yeux d'écrevisses, trois grains de magnésie, et un petit morceau de sucre ; on la continuera huit ou quinze jours.

Dans cet état, on ne devra point négliger de se procurer les MANCHES préparées ; elles éviteront la rechute, et on n'aura pas la douleur de perdre un enfant, qu'un second accès pourrait enlever.

Nota. On sera peut-être étonné de m'entendre faire l'éloge des MANCHES préparées ; cependant elles ne sont point nouvellement inventées, et au crédit dont elles jouissent depuis long-temps, je dois ajouter l'expérience que j'en ai faite, et les succès que j'en ai obtenus ; je pourrais citer un assez grand nombre d'observations utiles que j'ai été à même de recueillir ; mais je me réserve de les faire connaître lorsque je traiterai de l'hygiène des adolescens, et des maladies auxquelles les enfans sont sujets.

OBSERVATION.

En regardant l'usage des MANCHES préparées comme un moyen de préserver les enfans des convulsions et de toutes les maladies qui en sont les suites, je n'ai pas eu l'intention de borner là leurs propriétés ; je me suis attaché particuliè-rement aux enfans, parce qu'il est évident que ces petits êtres périssent, pour la plupart du tems, victimes de cette maladie, et que le moyen de faire des hommes robustes, est de prévenir les maladies dans leur jeune âge, afin de faci-liter leur développement.

Mais combien de grandes personnes affectées de spasmes nerveux, de vapeurs, d'attaques de nerfs violentes, même de douleurs vagues et de maux de dents, qui ne doivent ces indisposi-tions qu'aux maladies de leur enfance, et qui trouveront également dans l'emploi des MANCHES préparées, le moyen certain de se guérir ! Je pourrais citer à l'appui de ce que j'avance, un très-grand nombre de personnes qui ne les quittent jamais, parce qu'elles en ont obtenu les plus heureux résultats.

Le principal Dépôt des MANCHES PRÉPARÉES est à *Paris, rue des Gravilliers,* N⁰. 48. Prix : 5 francs.

On en trouve également pour les grandes personnes et les adolescens. Prix : 6 francs.

N. B. Pour éviter toutes contrefaçons, elles seront cachetées, et le *Prospectus* signé de l'Auteur.

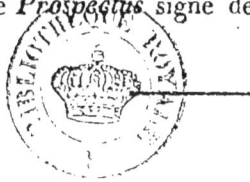